Nadia Fettal
Nadjet Siali

Situação da DPOC em Sidi Bel Abbes

Nadia Fettal
Nadjet Siali

Situação da DPOC em Sidi Bel Abbes

ScienciaScripts

Imprint
Any brand names and product names mentioned in this book are subject to trademark, brand or patent protection and are trademarks or registered trademarks of their respective holders. The use of brand names, product names, common names, trade names, product descriptions etc. even without a particular marking in this work is in no way to be construed to mean that such names may be regarded as unrestricted in respect of trademark and brand protection legislation and could thus be used by anyone.

Cover image: www.ingimage.com

This book is a translation from the original published under ISBN 978-620-6-71187-2.

Publisher:
Sciencia Scripts
is a trademark of
Dodo Books Indian Ocean Ltd. and OmniScriptum S.R.L publishing group

120 High Road, East Finchley, London, N2 9ED, United Kingdom
Str. Armeneasca 28/1, office 1, Chisinau MD-2012, Republic of Moldova, Europe
Printed at: see last page
ISBN: 978-620-7-76096-1

Índice

LISTA DE FIGURAS E QUADROS

Lista de figuras

PARTE 1: REVISÃO DA LITERATURA

I- INTRODUÇÃO

A doença pulmonar obstrutiva crónica (DPOC) é uma doença inflamatória crónica dos brônquios com um curso progressivo, associada principalmente ao tabagismo, e caracterizada por obstrução brônquica do fluxo de ar que não é completamente reversível[1].

A DPOC é uma doença altamente prevalente e é provável que a sua incidência aumente no futuro com o envelhecimento da população e o aumento da prevalência do tabagismo a nível mundial [2]. De acordo com Fuhmar [3], a sua prevalência é de 7,5%, tendendo a estabilizar-se nos homens e a aumentar nas mulheres.

[ee]Trata-se de um verdadeiro problema de saúde pública e o impacto da DPOC não pára de aumentar: é atualmente a 5ª causa de morte no mundo e estima-se que em 2020 será a 3ª causa de morte a nível mundial, contra apenas 6 em 1990 [2]. É a principal causa respiratória de custos directos com os cuidados de saúde, sendo que menos de um quarto dos doentes (os mais graves) é responsável por mais de metade das despesas, principalmente através do internamento hospitalar.

A DPOC é uma doença subdiagnosticada e frequentemente ignorada pelos médicos [4]. Os primeiros sintomas brônquicos (tosse crónica e expetoração) são comuns e culturalmente associados ao tabagismo: os fumadores não os identificam como os primeiros sinais de uma verdadeira doença. A dispneia, motivo frequente de consulta mas sintoma tardio, reflecte o início de uma insuficiência respiratória obstrutiva comprovada.

A DPOC é incapacitante devido ao declínio progressivo da função respiratória (FEV1), que cai para 50% quando a dispneia se torna incapacitante e o risco de insuficiência respiratória se torna real - esta é a fase da incapacidade respiratória. Abaixo de 30%, existe o risco de morte por DPOC [5].

Trata-se de uma doença sistémica de origem respiratória. A evolução da DPOC é complicada por manifestações não respiratórias (cardiovasculares, diabetes, osteoporose, cancro brônquico, anemia, malnutrição....), geradas pela existência de inflamação sistémica de baixo grau e pela presença de factores de risco comuns, como o tabagismo, o envelhecimento e o sedentarismo. A ocorrência de co-morbilidades piora o prognóstico da doença e contribui para a deterioração da qualidade de vida dos doentes com DPOC [6,7].

A qualidade de vida das pessoas com DPOC está gravemente comprometida, mesmo nas fases iniciais da doença [8,9,10], e as sociedades científicas recomendam que a qualidade de vida seja avaliada como um novo parâmetro, integrado juntamente com os parâmetros funcionais na gestão global dos doentes com DPOC.

1-Definição de DPOC

Foram elaboradas várias definições de DPOC por diferentes sociedades científicas (ATS, ERS), que se sucederam ao longo do tempo à medida que os conhecimentos sobre a doença foram melhorando.

Definição (ATS 1995)[11]: obstrução brônquica permanente (documentada por FEV1/CV<70%) relacionada com bronquite crónica ou enfisema ou com a sua combinação. A obstrução brônquica é geralmente progressiva, pode ser acompanhada por hiperreactividade brônquica e pode ser parcialmente reversível. A asma brônquica já não está incluída na DPOC, nem as doenças com etiologias específicas, como a fibrose quística ou a bronquiolite obliterativa.

Definição (GOLD 2002) [12]: A DPOC é uma doença caracterizada por uma limitação do fluxo de ar que não é completamente reversível. A limitação do fluxo de ar é progressiva e está mais frequentemente associada a uma resposta inflamatória anormal dos pulmões a partículas nocivas ou a agentes gasosos.

Definição (GOLD2006) [13]: A DPOC é uma doença que pode ser prevenida e tratada. Tem manifestações extrapulmonares que podem contribuir para a sua gravidade em alguns doentes. O componente pulmonar é caracterizado pela limitação do fluxo aéreo, que não é reversível. A limitação do fluxo aéreo é geralmente progressiva e está associada a uma resposta inflamatória anormal dos pulmões a agentes nocivos particulados ou gasosos.

Definição (GOLD 2016) [14]: é uma doença evitável e tratável, caracterizada por uma limitação persistente do fluxo expiratório, progressiva e associada a um aumento da resposta inflamatória crónica nas vias respiratórias e nos pulmões, secundária à exposição a partículas ou gases nocivos.

As exacerbações e as co-morbilidades contribuem para a gravidade global da doença.

O termo DPOC substituiu os antigos termos bronquite crónica e enfisema. No entanto, DPOC não é sinónimo de bronquite crónica e enfisema. Em termos simples, inclui bronquite crónica, enfisema ou uma combinação das duas condições. Inclui também doentes sem sinais de bronquite crónica ou sinais radiológicos de enfisema pulmonar.

A definição de bronquite crónica é clínica: tosse crónica e expetoração durante pelo menos 3 meses por ano e durante pelo menos dois anos consecutivos, sem outra causa identificada [15]. A presença de bronquite crónica deve levar a uma pesquisa de DPOC através de espirometria. O diagnóstico é aceite se o FEV1/CV<70% após a administração de um broncodilatador. A ausência de bronquite não exclui a DPOC. A taxa de pacientes que apresentam DPOC sem tosse ou expetoração varia de 26 a 90%, dependendo da série, e parece diminuir com a gravidade da DPOC [16,17].

O enfisema é definido anatomicamente como um alargamento anormal e permanente do espaço aéreo para além dos bronquíolos terminais, associado à destruição das paredes alveolares. Distingue-se entre enfisema centrilobular, que afecta a região central do ácino e é parte integrante das lesões anatómicas periféricas da DPOC, e enfisema pan-lobular, que se caracteriza pela destruição de todos os componentes do ácino. Está frequentemente associado às formas mais graves de deficiência de α 1-antitripsina [18].

2- Factores determinantes no declínio da função pulmonar

2.1/Hiper-responsividade brônquica: Pode desempenhar um papel no declínio da função respiratória. O estudo sobre a saúde pulmonar[19] demonstrou que, em fumadores não asmáticos com idades compreendidas entre os 35 e os 59 anos e com uma relação FEV1/CV<70%, o nível de reatividade brônquica à metacolina era o segundo fator mais importante para prever um declínio do FEV1 após o consumo de tabaco.

2.2 Factores genéticos: Para além da deficiência genética de a-1-antitripsina, responsável pelo aparecimento de enfisema precoce e grave, existem outros factores genéticos [20]. Existe uma predisposição genética que pode explicar o aparecimento e o desenvolvimento da DPOC em certos fumadores "susceptíveis".Trata-se de um desequilíbrio genético noutros sistemas bem definidos: equilíbrio proteinase-antiproteinase (alfa-1-ati-quimotripsina, alfa-2macroglobulina, metaloproteinases da matriz, enzimas antioxidantes (hemoxigenase-1), mediadores inflamatórios (proteína transportadora da vitamina D, TNF-alfa, complexo IL-1), factores envolvidos na depuração mucociliar (CFTR).Em certos doentes com uma composição genética particular, parece que a inalação de fumo tóxico poderia modular a reação do hospedeiro, actuando sobre a diminuição do FEV1.

2.3/Toxicidade do tabagismo: O tabagismo é reconhecido como um fator determinante no desenvolvimento da DPOC. O tabagismo persistente agrava o declínio do FEV1, como demonstrado por Fletcher e Peto[21]; pelo contrário, nos fumadores que deixam de fumar, o FEV1 melhora e regressa à progressão natural da função pulmonar (Figura 1).

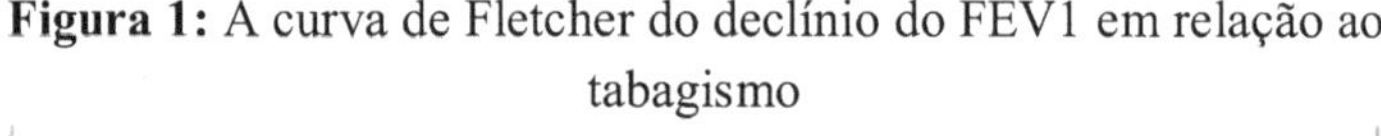
Figura 1: A curva de Fletcher do declínio do FEV1 em relação ao tabagismo

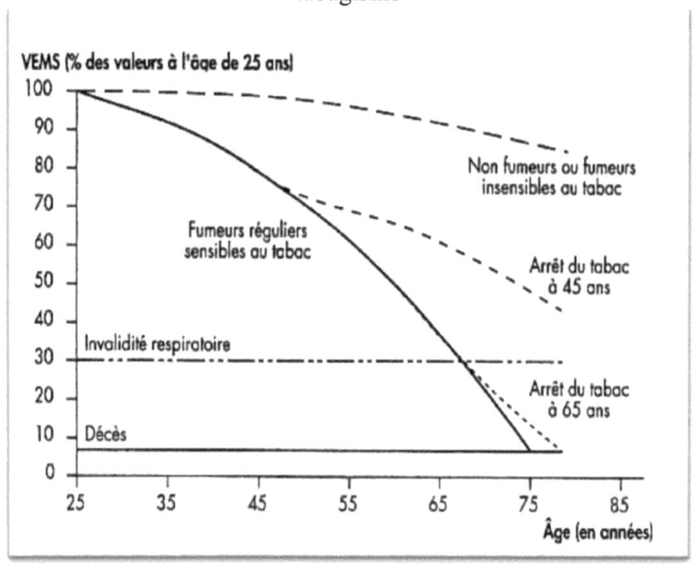

2.4/Exacerbações: As exacerbações aceleram a progressão da DPOC, com uma nova diminuição do FEV1. De facto, no estado estável, a inflamação das vias respiratórias dos doentes com DPOC está ligada à presença de bactérias patogénicas colonizadoras; esta inflamação aumenta durante as exacerbações de origem infecciosa, sendo responsável por broncoespasmo e edema da mucosa. Episódios repetidos agravam a obstrução brônquica, restringindo ainda mais o fluxo aéreo [21,22].

A equipa de Donalson [22] demonstrou que os doentes com DPOC com mais de três exacerbações por ano tiveram uma queda mais rápida do FEV1 do que os outros doentes com DPOC durante um período de seguimento de quatro anos: -4,22% versus -3,59%.

Um outro estudo norte-americano [23], multicêntrico, envolveu 5887 fumadores com idades compreendidas entre os 35 e os 60 anos, com o objetivo de monitorizar o declínio do FEV1 através do seguimento do EFR durante 5 anos. Este estudo mostrou que uma única infeção respiratória inferior causava um declínio adicional no VEF1 de 7ml/ano. O tabagismo persistente associado a infecções frequentes das vias respiratórias inferiores (mais de 1,5 episódios) provocou um maior declínio do VEF1, com uma média de 69,4 ml, em comparação com 13,1 ml/ano nos doentes desmamados com menos de 0,24 exacerbações/ano.

2.5/O papel dos medicamentos

Com exceção do estudo TORCH, todos os estudos a longo prazo (LHS, CCHS, EUROSCOP, ISOLDE, BRONCUS, UPLIFT) utilizaram o declínio do FEV1 como endpoint primário, e considera-se que um tratamento que retarda o declínio do FEV1 é um tratamento que influencia o curso natural da doença, pelo que foi analisada a avaliação do FEV1 após broncodilatação. Os fármacos incluídos nos ensaios clínicos foram os corticóides, o tiotrópio, o brometo de ipratrópio e a N-acetilcisteína.

Nenhum estudo que tenha utilizado o declínio do FEV1 como critério de eficácia demonstrou qualquer efeito do tratamento sobre este parâmetro funcional.

3- Exacerbações

3-1Definição: São episódios agudos de agravamento da doença que ocorrem durante a evolução da mesma. Afectam todas as fases de gravidade da DPOC com uma frequência variável. Têm um impacto negativo na função pulmonar e na qualidade de vida dos doentes, e aumentam a taxa de mortalidade e os custos dos cuidados de saúde.

Não existe uma definição universal, apesar de várias tentativas de consenso [24], e as definições variam consoante as recomendações das sociedades científicas ou os critérios tidos em conta. O consenso define uma exacerbação como uma exacerbação da dispneia pré-existente associada a tosse e/ou expetoração num doente com DPOC que requer uma alteração da terapêutica (GOLD 2006).

Um estudo recente de Jones et al [25] desenvolveu uma definição mais quantitativa das exacerbações da DPOC, com base em 14 itens seleccionados de uma lista de 150, resultando numa pontuação denominada EEXACT-PRO.

3.2- A frequência das exacerbações

As exacerbações podem ocorrer em qualquer fase da DPOC, com uma freqüência média de 2 a 3 episódios por ano [26,27], dependendo do paciente. Este valor é elevado, tendo em conta o grande impacto no doente e na sua doença. É provável que esteja subestimado, como mostra o estudo de Seemungal et al. em que 50% das exacerbações definidas como agravamento dos sintomas não foram reportadas pelos doentes [20], mas a maioria correspondeu a exacerbações classificadas como ligeiras, com critérios como a constipação comum. Alguns doentes que são exacerbadores frequentes têm um número particularmente elevado de exacerbações [27].

A frequência e a gravidade das exacerbações aumentam com a gravidade da DPOC [28,29,30].

3.3- Custos de saúde

As exacerbações conduzem a um aumento da utilização dos recursos de saúde (hospitalizações, consultas médicas urgentes, consumo de tratamentos, cuidados domiciliários) e são responsáveis por 60% dos custos directos da DPOC [30], estimados entre 3 e 9 mil milhões de euros por ano e 3-9% das despesas de saúde em França[31].

As exacerbações afectam os orçamentos das organizações sociais, principalmente devido aos custos de hospitalização. Os internamentos hospitalares são responsáveis por 40-57% dos custos dos cuidados de saúde relacionados com a DPOC, e esta percentagem aumenta para 63% nos doentes graves [32]. Em Espanha, o custo médio de uma exacerbação de qualquer gravidade é de 193 euros, enquanto na Suécia, as exacerbações ligeiras geridas pelo doente custam 13 euros, enquanto as que exigem hospitalização custam em média 2300 euros [33].

3.4- Consequências fisiológicas das exacerbações

A exacerbação está ligada a um aumento da inflamação pré-existente das vias aéreas associada a um aumento da carga bacteriana colonizadora ou à aquisição de uma nova espécie bacteriana. Pensa-se que a presença de uma infeção bacteriana promove a libertação de citocinas pró-inflamatórias, um afluxo local de neutrófilos e um aumento da secreção de proteinases. Estas alterações fisiopatológicas levam ao broncoespasmo, responsável pela dispneia, e à hipersecreção brônquica, que resulta em tosse e expetoração. No entanto, o processo inflamatório difere de uma exacerbação para outra e depende da etiologia [19].

No que diz respeito às exacerbações não bacterianas, as exacerbações secundárias a bactérias patogénicas são caracterizadas por uma inflamação rica em neutrófilos, IL-8, fator de necrose tumoral (TNF) alfa e elastase leucocitária [19].

3.5- Impacto das exacerbações no doente com DPOC

O impacto negativo das exacerbações sentido pelos doentes está relacionado com a sua vida quotidiana, a necessidade de procurar cuidados, o aumento da dispneia e da tosse, a perturbação do sono, o medo de recorrência, a hospitalização e o confinamento em casa ou na cama, a ansiedade e o sofrimento psicológico. Os doentes de Haughney et al [34] confirmaram que a deterioração da vida quotidiana era o principal impacto das exacerbações.

3.5.1- Impacto na função respiratória

***A curto prazo**: as variações do fluxo expiratório (PEF), do FEV1 e da capacidade vital forçada (FVC) são geralmente pequenas, mas são maiores durante as exacerbações graves. O PFE diminui numa mediana de 8,6l/min, o VEF1 em 24ml e a capacidade vital forçada em 76ml [19]. Um estudo de coorte envolvendo 101 pacientes com DPOC avaliou o VEF1 e o PFE antes, durante e após uma exacerbação [20], revelando que estes dois parâmetros funcionais pouco se alteraram em comparação com a dispneia, que piorou em 70% dos casos. O tempo de recuperação dos valores iniciais de PFE foi maior (>35 dias) em 25% dos doentes.

A distensão dinâmica é agravada por exacerbações, como demonstrado por Parker et al[35], e está associada a uma mudança na reactância e limitação do fluxo respiratório[36,37].

As exacerbações graves alteram as trocas gasosas, aumentando as desigualdades ventilação-perfusão[38].

*Donalson et al [22] mostraram que o FEV1 dos doentes com três ou mais exacerbações por ano diminuiu mais rapidamente do que o dos outros doentes; -4,22% versus -3,59%.

As exacerbações recorrentes têm um impacto negativo na história natural da doença, contribuindo para um agravamento da taxa de declínio da função pulmonar, e a equipa de Londres analisou a inclinação do declínio do FEV1 ao longo de 4 anos em função da frequência das exacerbações observadas na sua coorte. Os doentes com exacerbações frequentes apresentaram uma taxa de declínio do FEV1 8 ml/ano superior à dos doentes com menos exacerbações [23].

3.5.2- Impacto nas pontuações compostas da avaliação da DPOC

Os autores [39] observaram uma deterioração duradoura da pontuação BODE secundária à deterioração da função respiratória, da força muscular e da atividade física durante as exacerbações da DPOC. A pontuação aumentou (+1,1 pontos em 2 anos) sem voltar à linha de base em pacientes que tiveram pelo menos uma exacerbação, enquanto permaneceu inalterada em pacientes sem exacerbações [40]. Todos os componentes da pontuação foram afectados, mas foi o teste de caminhada que diminuiu significativamente em comparação com a linha de base [41].

3.5.3- Impacto no risco cardiovascular

O risco de doença cardiovascular é elevado durante as exacerbações, com um aumento da incidência de enfarte do miocárdio observado no prazo de cinco dias e de AVC no prazo de sete semanas após a exacerbação [42,43]. As exacerbações aumentam o risco vascular, provavelmente através de mecanismos comuns relacionados com a infeção e a inflamação aguda, e o risco de embolia pulmonar [44,45].

Pensa-se que a utilização de corticosteróides orais aumenta o risco de enfarte do miocárdio [46] e que os broncodilatadores β2-agonistas em doses elevadas podem ter efeitos cardíacos adversos [47]. Em contrapartida, os βbloqueadores parecem ter um efeito protetor na mortalidade [48].

A elevação da troponina cardíaca e do NT-proBNP são fortes evidências de lesão miocárdica induzida por exacerbações da DPOC [49].

3.5.4- Impacto na qualidade de vida

As exacerbações têm um impacto negativo a curto e médio prazo em todos os aspectos da qualidade de vida, como demonstrado por um estudo realizado pela equipa de Bourbeau et al [50], que mostrou que todos os aspectos da qualidade de vida foram prejudicados desde o início da exacerbação e durante os 15 dias que se seguiram, em comparação com o estado inicial (excluindo a exacerbação). A recuperação do estado de saúde mental demorou mais 39 dias do que a recuperação da atividade diária, que demorou 18 dias.

A deterioração da qualidade de vida aumenta com o número de exacerbações (três ou mais)[52].

Os familiares e amigos dos doentes com DPOC também sofrem de má qualidade de vida, particularmente após estadias em unidades de cuidados intensivos: um estudo recente mostrou que 30% dos familiares apresentavam alguns sinais de perturbação de stress pós-traumático, revelados nos 90 dias após a admissão [53].

3.5.5- Impacto na mortalidade

A taxa de mortalidade em pacientes hospitalizados por exacerbação da DPOC varia de 5 a 60%, dependendo da gravidade da DPOC[19].

As exacerbações são uma causa significativa de morte, particularmente em doentes com DPOC nos estádios III e IV, sendo responsáveis por 43 em cada 1000 indivíduos, ou seja, oito vezes mais mortes do que na população em geral [19].

A mortalidade nos doentes com DPOC aumenta após uma exacerbação hospitalar, existindo um período crítico de 4,4 meses após as exacerbações em que a mortalidade é de cerca de 15%; a taxa de mortalidade atinge 40-50% dois anos após a hospitalização por uma exacerbação da DPOC[54].

Os factores de risco para a mortalidade nas exacerbações da DPOC são a idade, a pontuação de co-morbilidade, o FEV1, o índice de massa corporal

(IMC) e a oxigenoterapia domiciliária de longa duração (LTO). A mortalidade também está correlacionada com a frequência de exacerbações graves, independentemente dos factores acima referidos[56].

3.6-Sinais clínicos e gravidade das exacerbações

Os sintomas tidos em conta na identificação da DPOC são a tosse, a expetoração e a dispneia, e alguns estudos têm em conta critérios sistémicos (tabela 1) como a febre [53].

Tabela 1: Descritores clínicos utilizados para caraterizar as exacerbações agudas da DPOC, adaptados de Anthonisen e Rodriguez-Roisin[53].

Categoria	Descritor
Respiratório	Aumento da falta de ar Aumento do volume da expetoração e da purulência Aumento da tosse Respiração superficial/rápida
Sistémico	Aumento da temperatura Aumenta o ritmo cardíaco Alteração do estado mental

3.6.1-Avaliação dos sinais de gravidade

O prognóstico de uma exacerbação depende de uma série de critérios, incluindo a mortalidade intra-hospitalar, a necessidade de ventilação assistida, a admissão nos cuidados intensivos, a duração do internamento e a última recorrência da exacerbação [54].

Certos factores relativos ao doente e a outros aspectos da doença podem prever a mortalidade hospitalar, como a idade elevada, o sexo masculino, o tabagismo persistente, a presença de comorbilidades, hospitalizações frequentes, dispneia em repouso, obstrução brônquica básica grave, subnutrição e trocas gasosas prejudicadas que requerem oxigenoterapia prolongada[55].

3.6.2-Dados do exame clínico

Os critérios clínicos de gravidade de uma exacerbação são a intensidade da dispneia, o aumento da FR, da FC, sinais de hipercapnia, perda de alerta, fadiga muscular, uso de músculos respiratórios acessórios e distúrbios gasométricos, hipoalbinémia e PCR elevada[56].

3.7-Etiologias das exacerbações

A/-Infecções traqueobrônquicas

As etiologias das exacerbações da DPOC hospitalizadas são maioritariamente infecciosas (tabela 3); bacterianas em 30%, virais em 25% e bacterianas e virais em 25%. Na literatura, a etiologia bacteriana ou viral é encontrada em 70-80% das exacerbações que requerem hospitalização[19].

Tabela 2; Sinais iniciais de gravidade das exacerbações da DPOC

História do paciente
Mais velho
Precariedade socioeconómica
Hospitalização nos últimos 06 meses
Múltiplas hospitalizações durante o ano em curso
Dispneia grave em repouso
Limitação grave das actividades, doente acamado
FEV1<35% do valor teórico
Deterioração rápida e significativa da função respiratória
Existência de hipertensão arterial pulmonar
Oxigenoterapia de longa duração
Terapia com corticosteróides
Comorbilidades
Subnutrição

Dados do exame clínico
Importância da dispneia
Cianose
Confusão, coma, asterixis
Edemas dos membros inferiores
Utilização dos músculos respiratórios acessórios

Alguns sintomas prodrómicos, como a obstrução nasal e a rinorreia, são sugestivos de exacerbações virais, para além da presença de seroconversão para vários vírus. Em 60% dos casos, as exacerbações são devidas ao rinovírus, ao vírus da gripe ou ao vírus sincicial respiratório [57], e estes vírus são identificados por reação em cadeia da polimerase (PCR) utilizando secreções nasofaríngeas de doentes com exacerbações. A infeção viral pode preceder a infeção bacteriana. Certos vírus podem predispor a infecções bacterianas específicas, como o vírus da gripe, o streptococcus pneumonae ou o staphylococcus aureus durante a pneumonia e possivelmente durante as exacerbações [58].

Tabela 3: A lista de germes responsáveis pelas exacerbações da DPOC[19]

Bactérias	Vírus
Haemophilus influenzae	Rinovírus
Streptococcus pneumoniae	Gripe
Moraxella catarrhalis	Para-influenza
Haemophilus para-influenzae	Coronavírus
Staphylococcus aureus	Adenovírus
Pseudomonas aerugenosa spp.	Vírus sincicial respiratório
Stenotrophomonas spp	Picornavírus

Outros bacilos gram-negativos	Metapneumovírus

No que diz respeito à etiologia bacteriana, o mecanismo etiológico de uma exacerbação é o aumento da carga bacteriana naturalmente presente num estado estável nas vias respiratórias dos doentes com DPOC[19]. Durante as exacerbações, a proporção de bactérias patogénicas encontradas nas vias respiratórias é de 25% utilizando testes citobacteriológicos de expetoração (ECB) e 61% utilizando aspirados brônquicos.A aquisição de uma nova estirpe bacteriana está associada a uma duplicação do risco de uma exacerbação no prazo de 4 a 8 semanas[19].

O início de uma exacerbação não está necessariamente associado à aquisição de um novo germe, mas pode também ocorrer na sequência de variações quantitativas e qualitativas da carga bacteriana de uma estirpe já colonizadora [19].

BZ-Outras causas

A diminuição da depuração mucociliar observada nos doentes com DPOC torna-os mais susceptíveis aos efeitos pró-inflamatórios de certos poluentes inalados, que agravam secundariamente as lesões das vias respiratórias. Outras causas são a interrupção do tratamento de fundo ou a utilização de certos medicamentos (psicotrópicos, diuréticos), a disfunção do coração esquerdo, a embolia pulmonar e a pneumonia. Num terço dos casos, não é encontrada qualquer causa [19].

4-Comorbilidades

A DPOC é uma doença inflamatória com tropismo sistémico e origem respiratória[59], e as doenças crónicas como a DPOC raramente ocorrem de forma isolada. Os doentes com DPOC sofrem frequentemente de outras doenças extra-respiratórias, como as doenças cardiovasculares, a hipertensão, a diabetes, a osteoporose e a desnutrição....

Charlson et al [60] referiram, num estudo com 5861 doentes com doenças crónicas, que 65% dos doentes com DPOC tinham uma ou duas doenças crónicas (hipertensão, diabetes, doenças cardiovasculares, depressão, osteoporose, cancro, etc.).

A frequência de comorbilidades foi encontrada noutro estudo, EABPCO[60], realizado em doentes com DPOC hospitalizados por exacerbação (tabela 4).

As ligações entre a DPOC e outras doenças crónicas extra-respiratórias são representadas pelos factores de risco do envelhecimento, da intoxicação pelo tabaco e da predisposição genética. No entanto, existe uma ligação direta para certas co-morbilidades, em particular a doença cardiovascular, a doença metabólica e o cancro, que seria a presença de inflamação sistémica de baixo grau nesta população [61,62].

A consciência da coexistência de várias co-morbilidades no mesmo doente é recente e, desde 2006 [63], a definição de DPOC foi revista para incluir a associação de manifestações extra-respiratórias.

Tabela 4: Frequência de co-morbilidades em doentes com DPOC

Idade (anos)	M± E	70.3± 11.3
Idade	<60 anos	19.9
	60-79 anos	56.9
	≥80 anos	23.2
IMC	≤20kg/m2	20.3
	20-25kg/m2	34.5
	25-30kg/m2	26.7
% de coração direito.	HAP secundário	7.4
	DIV crónica	4.6
Comorbidades, %.	Doença cardíaca	19.0
	isquémico	12.7
	Insuficiência cardíaca	35.1
	HTA	7.3
	Síndrome da apneia do sono	2.5

	Cancros	

Estas comorbilidades associadas à DPOC podem agravar o prognóstico vital do doente, como foi claramente detalhado na análise das causas de morte no estudo TORCH[65]. Sabe-se que a acumulação de comorbilidades está associada a um excesso de mortalidade[66] e a um aumento dos custos com os cuidados de saúde[60].

Corlateanu et al [67] avaliaram a qualidade de vida utilizando o Questionário de Saint George (SGDJ) em dois grupos de doentes com DPOC, os que tinham menos de 65 anos e os que tinham mais de 65 anos. Este estudo revelou que o número de co-morbilidades se correlacionava com a deterioração da qualidade de vida nos doentes idosos, o que não acontecia nos doentes jovens com DPOC.

As comorbilidades são um elemento essencial na gestão da DPOC, devido à sua elevada frequência e ao seu impacto negativo na qualidade de vida dos doentes e no prognóstico vital.

Embora o nível de obstrução brônquica tenha sido considerado durante muito tempo como o único parâmetro indicativo da gravidade e progressão da doença, sabemos hoje que existem outros parâmetros de gravidade, incluindo a presença de doenças crónicas associadas à DPOC. Burgel et al propuseram uma nova classificação da gravidade da DPOC com quatro fenótipos [68].

4.1 - Da inflamação pulmonar à inflamação sistémica

Estudos anteriores demonstraram um aumento da concentração plasmática de marcadores inflamatórios (TNF-α)[69] e de outros mediadores não específicos, como as proteínas de fase aguda (IL-6, etc.). Além disso, a gravidade desta inflamação sistémica aumenta com o tempo e durante as exacerbações da DPOC[69].

Por conseguinte, pode ser considerada uma relação causal entre os locais de inflamação em ambas as direcções: ou as manifestações respiratórias da DPOC resultam da localização pulmonar de uma inflamação sistémica, ou a inflamação sistémica é a consequência de uma disseminação da inflamação pulmonar da DPOC.

A correlação entre a gravidade de uma e outra [70] não é conclusiva, mas a presença de marcadores específicos de inflamação pulmonar na circulação, como a proteína D do surfactante [70], argumenta a favor da segunda hipótese.

Entre as citocinas da inflamação sistémica, a IL-6, que contribui para aumentar a concentração das proteínas de fase aguda, o TNF-a, a IL-1β, a quimiocina CXCL8 (IL-8) e as adipocinas (leptinas e grelina) desempenham um papel potencial nas comorbilidades.Os aumentos da PCR, do fibrinogénio, da apolipoproteína A amiloide sérica ou da proteína D do surfactante estão frequentemente relacionados com a gravidade das exacerbações [71].

A/-Patologias cardiovasculares :

As patologias cardiovasculares estão em primeiro plano (35% hipertensão, 19% insuficiência cardíaca esquerda, 13% cardiopatia isquémica). Esta frequência explica-se pela presença de factores de risco comuns às duas doenças (tabagismo, envelhecimento, factores genéticos).

No entanto, SIN et al. demonstraram que a queda do VEF1 é um fator de risco de mortalidade independente da idade, sexo e tabagismo [62].

Em doentes com DPOC ligeira a moderada, os autores verificaram que uma redução de 10% no valor previsto do FEV1 estava associada a um aumento de 28% na frequência de eventos coronários fatais.

Quase metade de todos os casos morrem de eventos cardiovasculares. O risco de morrer de um evento cardiovascular é significativamente mais elevado nos doentes com DPOC do que numa população de controlo da mesma idade e sexo sem DPOC.

Os mecanismos envolvidos na patogénese da doença cardiovascular em doentes com DPOC são diversos: o processo inflamatório sistémico, a hipoxia, o stress oxidativo e a ativação do sistema nervoso simpático, bem como os processos de remodelação do tecido conjuntivo. Em conjunto, pensa-se que estes factores promovem a disfunção vascular.

B/-Cancro brônquico

O cancro dos brônquios e a DPOC são duas das doenças mais frequentes e mortais do mundo. Estas complicações do tabagismo têm mecanismos inter-relacionados e não totalmente independentes [73].

Dependendo do estudo, a prevalência de cancro brônquico varia entre 9-20% em doentes com DPOC [72].

A nível fisiopatológico, os autores evocam a teoria da inflamação crónica das vias aéreas com a acumulação de células inatas na matriz extracelular; a hipersecreção brônquica e o defeito na depuração mucociliar das partículas acentuam a concentração e a duração da persistência das partículas inaladas em certas zonas da árvore brônquica[74]. Estes efeitos podem explicar o aumento do risco de cancro dos brônquios centrais nos doentes com DPOC e a relação entre a gravidade da DPOC e o risco de cancro[75].

O cancro dos brônquios é mais frequente nos doentes com DPOC do que nos indivíduos com uma função pulmonar normal. Numerosos estudos envolvendo milhares de indivíduos, emparelhados para o estado de fumador, mostraram que a presença de obstrução brônquica aumenta o risco de desenvolver cancro do pulmão por um fator de 2,23 nos homens e 3,97 nas mulheres, mesmo em ex-fumadores [76,77].

O comprometimento da função respiratória, mesmo para perdas funcionais ligeiras, e a presença de enfisema são dois factores preditivos independentes para o cancro dos brônquios [78].

Do mesmo modo, um declínio acelerado da função respiratória associado a um agravamento da doença aumentaria significativamente o risco de cancro do pulmão [75].

C/-Síndrome metabólica

A síndrome metabólica caracteriza-se por um conjunto de perturbações fisiológicas e bioquímicas assintomáticas que podem coexistir com factores genéticos e adquiridos. Segundo a OMS[79], é a associação de intolerância à glicose, hiperinsulinemia ou diabetes com pelo menos duas outras anormalidades metabólicas, incluindo: hipertensão ^140/90mmhg ou tratamento anti-hipertensivo, dislipidemia (níveis de triglicerídeos≥ 1.5g/l e/ou nível de colesterol HDL < 0,35g/l nos homens e 0,39g/l nas mulheres), obesidade visceral ou central (relação cintura/perímetro da anca >0,9 nos homens e > 0,85 nas mulheres e/ou

IMC>30kg/m2), outros (taxa de excreção urinária de albumina ≥ 20ug/min ou relação albumina/creatinina >30)mg/g).

A DPOC é um fator de risco importante (× 1,5-1,8) para o desenvolvimento de diabetes tipo 2, mesmo em doentes moderadamente afectados [79,66].

Pensa-se que a prevalência da síndrome metabólica é 2 vezes mais elevada nos doentes com DPOC do que nos indivíduos saudáveis com a mesma idade e sexo[81], e um estudo alemão[82] sugere que afecta mais de 50% dos doentes com DPOC.

A redução da atividade física e a inflamação através de citocinas pró-inflamatórias elevadas na DPOC, como o TNF alfa e a interleucina 6, promovem a resistência à insulina e potenciam o desenvolvimento da diabetes [83,84].

A presença da síndrome metabólica aumenta significativamente o risco de desenvolver diabetes, doença cardíaca e acidente vascular cerebral [85].

D/-Anemia

A anemia é frequente nas doenças respiratórias crónicas, em particular na DPOC [86]. Vários estudos têm verificado a elevada frequência de anemia nos doentes com DPOC [87,88]. A sua frequência é de 10-30%, dependendo do estudo [89,90]. A anemia é geralmente moderada (HB<10g/dl), do tipo inflamatório, normocrómica, normocítica e regenerativa.

A anemia está associada a um aumento da dispneia, à limitação da atividade física e a uma elevada taxa de mortalidade[91,92].

A anemia é mais comum do que a policitemia em doentes com DPOC[93,94].

Esta anemia está relacionada com inflamação sistémica, deficiência marcial funcional, redução da eritropoiese e redução da sobrevivência dos glóbulos vermelhos [95].

E/-Osteoporose

A osteoporose é uma doença óssea caracterizada por uma diminuição da resistência óssea associada a uma redução da densidade mineral óssea (DMO).

A prevalência de osteoporose em doentes com DPOC está estimada entre 9-75%, dependendo do estudo [96], e é mais elevada em doentes com DPOC do que em indivíduos saudáveis ou doentes com outras doenças [97]. A maioria dos estudos demonstrou uma relação inversa significativa entre a prevalência de osteoporose e o FEV1 [98,99], independentemente da idade, tabagismo, atividade física e índice de massa corporal [100,101].

Por outro lado, Ohara et al estabeleceram uma estreita relação entre a presença de enfisema pulmonar e a osteoporose[102].

A patogénese da osteoporose na DPOC, para além da idade, sexo e antecedentes genéticos, está relacionada com a coexistência de vários factores como a inflamação sistémica, o uso de corticosteróides e a deficiência de vitamina D [103].

As fracturas osteoporóticas são comuns nos idosos e especialmente na DPOC. Elas podem levar ao aumento da cifose e à redução da mobilidade da parede torácica, levando a uma deterioração da função respiratória [104].

A osteoporose associada à DPOC leva a uma mortalidade significativa devido a fracturas e prejudica a qualidade de vida dos doentes [104].

F/-Atrofia muscular

A inatividade física nos doentes com DPOC é a consequência de um estilo de vida sedentário que se pensa estar correlacionado com a disfunção muscular [105,106].

A redução da atividade física leva a uma perda de fibras musculares do tipo I (oxidativas, lentas e mais resistentes à fadiga), o que define o descondicionamento muscular[105]. Para além de um estilo de vida sedentário, existe uma deterioração muscular adquirida na DPOC (miopatia periférica) que está ligada ao stress oxidativo[105].

Este dano muscular é documentado por exames à coxa, que mostram uma redução de um terço na área de secção transversal da coxa, associada a uma redução para metade da capacidade de resistência do quadricípite[106].A atrofia muscular é um fator preditivo de mortalidade na DPOC, independente da deterioração da função respiratória[107]: a esperança de vida a 5 anos dos doentes com DPOC com uma área de superfície da coxa <70cm2, com o mesmo FEV1, é 2 vezes menor, pelo que o prognóstico da doença obstrutiva está ligado à atrofia do músculo quadricípite.

Esta modificação estrutural e funcional dos músculos esqueléticos afecta as actividades da vida diária e a qualidade de vida em geral.

G/-Subnutrição

A desnutrição é comum na doença pulmonar obstrutiva crónica, sendo do tipo proteico-calórico[108].A desnutrição resulta essencialmente do hipermetabolismo em repouso, cuja principal causa é o aumento do consumo de oxigénio pelos músculos respiratórios, o uso de medicação e a existência de inflamação sistémica, associada ou não a hipoxémia[109]. A desnutrição na DPOC está diretamente associada à morbilidade (aumento da frequência de exacerbações)[110] e à mortalidade nos doentes com DPOC, independentemente dos parâmetros respiratórios[111,112].Na DPOC, a subnutrição está diretamente associada à morbilidade (aumento da frequência de exacerbações)[110] e à mortalidade em doentes com DPOC, independentemente dos parâmetros respiratórios[111,112]. A influência prognóstica da subnutrição é particularmente importante em doentes com distúrbios ventilatórios obstrutivos graves, incluindo aqueles com hipoxemia crónica tratados com oxigenoterapia e/ou ventilação não invasiva. O estudo de Chailleux et al[113], que envolveu mais de 4000 doentes, mostrou que uma redução do IMC estava associada a um aumento do tempo de internamento e do risco de hospitalização em doentes com insuficiência respiratória crónica que recebiam oxigenoterapia domiciliária.

O estado nutricional do doente com DPOC é avaliado através do cálculo do índice de massa corporal (IMC) peso (kg)/m2.O IMC está incluído no índice BODE proposto em 2004 para avaliar a gravidade da doença em geral [114].É uma nova forma de classificar e monitorizar a evolução dos doentes com DPOC, mais relevante do que qualquer índice isolado para avaliar a gravidade da doença. Assim, a avaliação nutricional é hoje essencial, pois ajuda a definir o prognóstico funcional e vital dos doentes. No entanto, sabemos que alguns doentes podem estar acima ou abaixo dos limites do IMC e ainda assim estarem de boa saúde, enquanto outros podem estar dentro dos limites e ainda assim apresentarem um desequilíbrio nutricional. Medir a altura e o peso não é suficiente. Em particular, é vital identificar os doentes obesos sarcopénicos, que se caracterizam por um excesso de gordura corporal combinado com uma perda de massa corporal magra. A avaliação do estado nutricional dos doentes com DPOC deve basear-se numa análise da composição corporal (medição da massa magra e da massa gorda), que pode ser efectuada através de medidas antropométricas (medição das pregas cutâneas) [115], DEXA ou impedanciometria bioeléctrica.

H/ Transtornos de ansiedade e depressão.

A DPOC não afecta apenas a função respiratória do doente. Afecta também os recursos cognitivos e emocionais, como se pode verificar pela presença de perturbações ansiosas e depressivas em várias fases da história da doença[116], com uma prevalência de 50% para as perturbações ansiosas e 33% para as perturbações depressivas[116,117].

A ansiedade corresponde a um estado subjetivo de angústia, um sentimento doloroso de expetativa e apreensão de um perigo iminente e impreciso [118]. Na DPOC, reflecte-se em alterações psico-comportamentais (agitação, fadiga, irritabilidade, discurso rápido, concentração mais lenta e perturbações do sono).

Fisiopatologicamente, a literatura destaca a contribuição de citocinas pró-inflamatórias (que contribuem para a perda de energia, irritabilidade e sentimentos de desmoralização), desregulação emocional, aumento da atividade do sistema simpático, hipoxia e stress oxidativo [119,120,121].

A ansiedade e os sintomas depressivos prejudicam a qualidade de vida relacionada com a saúde dos doentes com DPOC[122], aumentam a frequência das exacerbações[121] e das hospitalizações[122] e prolongam a duração dos internamentos hospitalares[123].

Além disso, as perturbações de ansiedade e depressão prejudicam a adesão [124], prejudicam a tolerância ao exercício [235], incentivam comportamentos de risco para a saúde e agravam a sensação de fadiga [125].

A avaliação clínica de rotina destas perturbações está a tornar-se essencial, particularmente para compreender a experiência única e instável desta doença respiratória complexa. Existe um auto-questionário fiável e sensível, o HAD (hospitalization anxiety depression)[126].

PARTE 2: ESTUDO PRÁTICO

PACIENTES E MÉTODOS

Introdução

A doença pulmonar obstrutiva crónica (DPOC) caracteriza-se por uma limitação do fluxo periférico secundária à inalação de fumo ou gás. A sua história natural é pontuada por episódios de agravamento dos sintomas, conhecidos como "exacerbações". A sua gravidade e impacto negativo são tais que está incluída nos critérios de definição de DPOC segundo a GOLD 2017[122].

No entanto, a definição de exacerbação permanece unívoca, e a comunidade médica, no consenso de Aspen[122], optou por uma definição clara e pragmática, definindo-a como um episódio de aumento súbito dos sintomas de dispneia, tosse e/ou expetoração, com duração superior a 24 horas, e que requer uma alteração do tratamento habitual.

A ocorrência de uma exacerbação da DPOC e a repetição destes episódios são factores de mau prognóstico. Além disso, as exacerbações da DPOC são uma fonte de deterioração da função respiratória e da qualidade de vida dos doentes.

O objetivo deste estudo é avaliar a frequência das exacerbações de acordo com o estádio de gravidade, identificar o perfil das exacerbações frequentes e avaliar o seu impacto na diminuição do volume expiratório forçado no primeiro segundo (FEV1) e na qualidade de vida.

Os objectivos secundários são avaliar a frequência das comorbilidades, a sua distribuição de acordo com a gravidade da doença e o seu impacto na qualidade de vida dos indivíduos com DPOC.

Doentes e métodos

Trata-se de um estudo de coorte epidemiológico, observacional e prospetivo, que envolveu 135 doentes do Serviço de Pneumologia. Os doentes serão seguidos durante 3 anos. O diagnóstico de DPOC já foi confirmado por espirometria de acordo com as recomendações GOLD, bem como a estratificação de acordo com o estádio de gravidade da DPOC (I, II, III, IV). O seguimento destes doentes inclui espirometria pelo menos uma vez por ano à distância de uma exacerbação, um teste de caminhada de 6 minutos e a pontuação de uma escala de dispneia (mMRC). São efectuados testes biológicos uma vez por ano para verificar a existência de diabetes, anemia ou patologia renal (glicemia, HB, ureia e creatinemia) e para acompanhar a evolução da doença através da medição da PCR.

Após consentimento prévio, o doente preenche um questionário de qualidade de vida (CAT) traduzido para árabe.

Critérios de inclusão

-Indivíduos com DPOC com critérios de exacerbação definidos (consenso de Aspen)

Critérios de exclusão

-Dispneia aguda em doentes com DPOC secundária à ocorrência de pneumotórax, pleurisia, pneumonite infecciosa ou embolia pulmonar, ou insuficiência cardíaca que possa simular uma exacerbação da DPOC.

-Exacerbações devidas a patologias respiratórias (dilatação brônquica, doença pulmonar intersticial difusa e asma brônquica).

Análise estatística

A gestão dos dados e a análise estatística serão efectuadas com recurso ao software SPSS (versão 21). A análise descritiva das variáveis qualitativas e ordinais incluirá o número e a frequência de cada modalidade com o respetivo intervalo de confiança a 95%. As variáveis quantitativas serão analisadas através da média, desvio padrão e respectivos intervalos de confiança, bem como a mediana, percentis e valores extremos. Foi proposto um limiar de 3 exacerbações por ano para caraterizar um exacerbador frequente, com referência à literatura [22]. A procura de variáveis discriminantes pode ser efectuada utilizando um modelo de regressão logística multivariada com "exacerbador frequente" como variável dependente.

Resultados

Para este estudo, utilizámos a definição de exacerbação do Consenso de Aspen. Baseia-se nos sintomas respiratórios: dispneia, tosse, expetoração. O diagnóstico positivo baseou-se apenas nos achados clínicos, embora em determinadas situações tenham sido efectuados exames complementares (radiografia normal, D-dímero, ecografia cardíaca) para excluir um diagnóstico diferencial (pneumotórax, embolia pulmonar, insuficiência cardíaca). Estes casos confirmados foram excluídos do estudo.

Tabela 5: Características da população estudada

	Frequência
Idade média (anos)	61±9
Masculino/Feminino	132/03
Fumar	
Fumador	66(48.9%)
Ex-fumador	66(48.9%)
Não fumas	03(2.2%)
Dispneia (mMRC)	1.8 ±0.7
IMC médio (kg/m2)	22.1±3.7
FEV médio (%)	58.25±15.29
Fase I	7
Fase II	86
Fase III	37
Fase IV	5
Média TM6(m)	366±107
Índice médio BODE	2.78 ±1
Factores de comorbilidade	

Os valores são expressos como média ± intervalo de confiança

Foram incluídos 135 doentes com DPOC, 132 do sexo masculino e 3 do sexo feminino, com uma média de idades de 61 anos, sendo 49% ex-fumadores e 49% fumadores. A distância média percorrida durante o TM6 foi de 366 m e o valor médio do índice BODE foi de 2,78. As comorbilidades estavam presentes com predominância de doenças cardiovasculares (20,7%). As características da coorte estão resumidas na tabela 5.

Durante o nosso acompanhamento, registámos todas as exacerbações registadas no registo de plantão da enfermaria e as notificadas pelos doentes que tinham sido tratados pelos centros de saúde periféricos.

A frequência média de exacerbações foi de 2,41±1 exacerbações por ano, com um valor mínimo de 0 e um valor máximo de 8 (fig. 2).

Dezassete por cento dos doentes com DPOC não tinham exacerbações e 50,4% eram exacerbadores frequentes (mais de 2 exacerbações por ano).

Figura 2: frequência das exacerbações numa série de 135 doentes

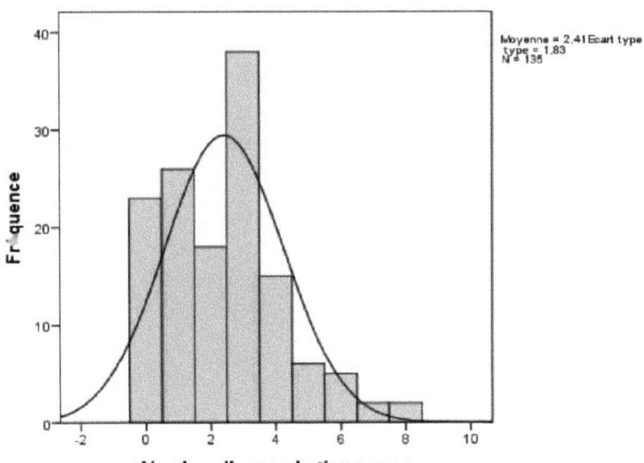

Na nossa população de estudo, verificámos que os doentes com DPOC nas fases grave e muito grave da doença tinham exacerbações frequentes (mais de 3 por ano) em comparação com os doentes com DPOC com doença ligeira a moderada (Fig. 3). A mediana do número de exacerbações aumentou com a progressão do estádio GOLD (Fig. 3).

Figura 3: Os gráficos de caixa mostram a distribuição das exacerbações de acordo com os estádios GOLD. As linhas pretas centrais representam a mediana.

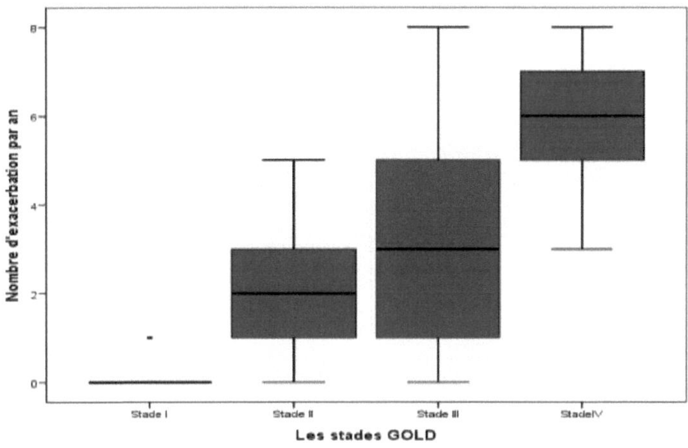

A frequência de exacerbações está altamente correlacionada com os estádios de gravidade, com um DP p<0,000. Mais de metade dos exacerbadores frequentes são indivíduos com DPOC no estádio III e 100% no estádio IV.

Tabela 6: Distribuição da frequência das exacerbações de acordo com os estádios GOLD

Frequência média	**Fase I (n :7)**	**Fase II (n :86)**	**Fase III (n :37)**	**Fase IV (n :5)**
de exacerbações/ano	0.14	2.07	3.08	5.80

À medida que a gravidade da DPOC progride, a frequência das exacerbações aumenta (tabela 6).

Para determinar o impacto destes episódios agudos na função pulmonar, avaliámos o declínio anual do volume expiratório forçado no primeiro segundo (FEV1) em doentes com DPOC em duas categorias: exacerbadores frequentes ≥3EX^n e aqueles com menos exacerbações <3EX/ano.

Tabela 7: Declínio médio do FEV1 de acordo com a frequência das exacerbações

	Frequência das exacerbações	Declínio médio FEV1	T	P	P<0.05	95% CI
	<3EX/AN	34.22 ±24				
	≥ 3EX/AN	44.41 ± 20				
DPOC			-2.61	0.008	**	[-17.8,-2]

São apresentados os coeficientes de correlação (= t)** p < 0,005; significativo -IC 95%: intervalo de confiança.FEV1: volume expiratório forçado no 1º segundo.EX: Exacerbações

A análise dos dados pelo teste T mostrou que o declínio do VEF1 nos exacerbadores frequentes foi de 44,41 ml, superior ao dos doentes com DPOC com menos exacerbações (34,22 ml). A diferença entre estas duas categorias de DPOC é altamente significativa (T:-2,61, P <0,05) (Tabela:3).

A Figura 4 mostra que não existe sobreposição entre o intervalo de confiança do declínio médio do FEV1 em indivíduos com DPOC com exacerbações frequentes (≥ 3EX/ano) e indivíduos com DPOC com menos exacerbações (<3 ex/ano).

Figura 4: Barras de erro para o declínio médio do FEV1 e a frequência das exacerbações

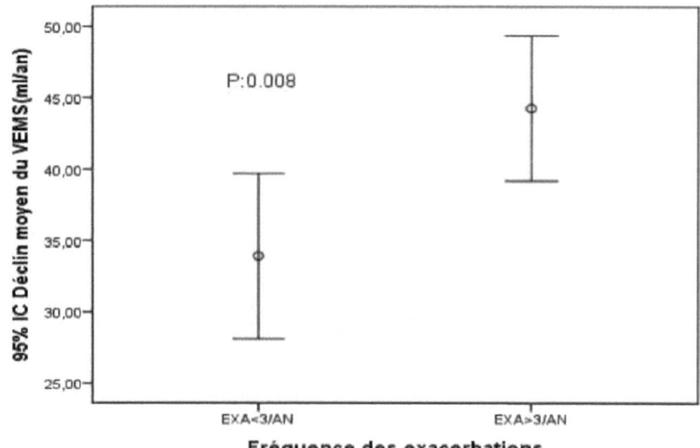

A qualidade de vida dos doentes com DPOC é avaliada pelo questionário sore CAT. Este questionário contém vários itens sobre a tosse, a expetoração, a dispneia e a qualidade do sono. O nosso estudo mostra que a pontuação varia entre 7 e 37, com uma média de 16,42 ± 6,67, o que significa que a qualidade de vida dos nossos doentes com DPOC é, em média, prejudicada (fig. 5).

As pontuações do CAT foram comparadas entre as duas populações de exacerbadores frequentes e infrequentes.

Figura 5: Frequência da pontuação CAT numa série de 135 doentes com DPOC

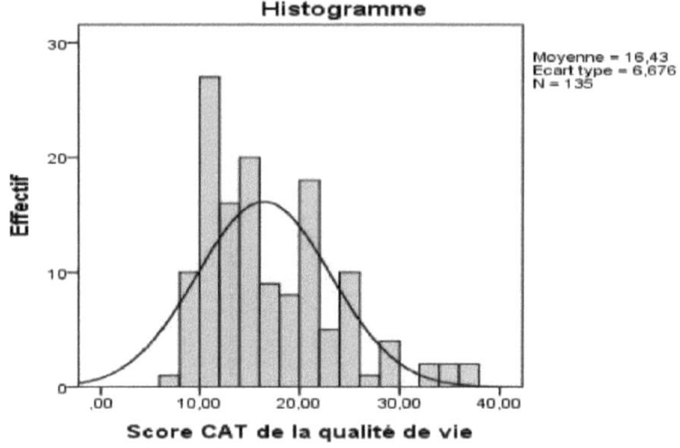

Figura 6: Boxplots mostrando a distribuição da pontuação CAT de acordo com a frequência das exacerbações.

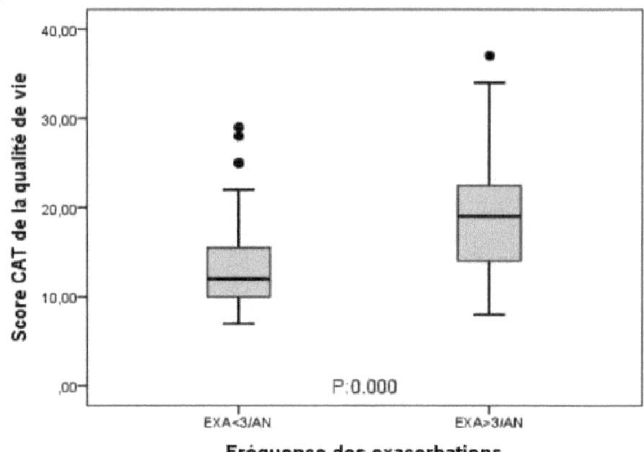

Os resultados mostram que a ocorrência de exacerbações recorrentes em

doentes com DPOC contribui enormemente para a deterioração da sua qualidade de vida.

Factores de comorbilidade

Durante o período de seguimento, foram identificados 63 casos de manifestações extra-respiratórias Os factores cardiovasculares representam a manifestação sistémica mais frequente, seguida da diabetes (Fig. 7).

Figura 7: Distribuição das co-morbilidades nos doentes com DPOC

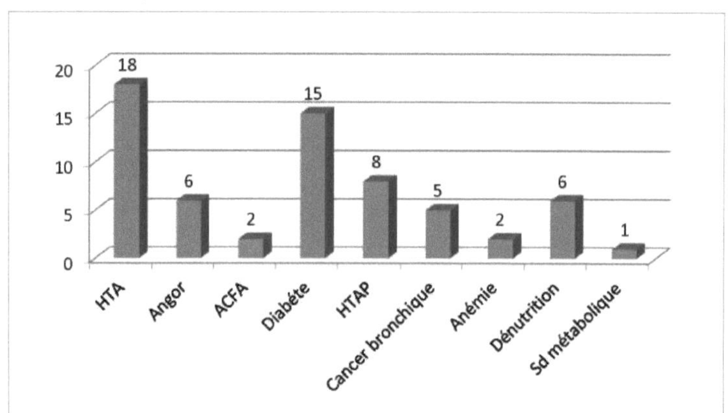

A frequência das co-morbilidades nos doentes com DPOC divide-se em 39% de casos com uma única co-morbilidade, 16% de casos com 2 co-morbilidades e 3,7% de casos com mais de 2 co-morbilidades (Fig. 8).

Figura 8: Distribuição dos doentes com DPOC de acordo com a frequência das co-morbilidades

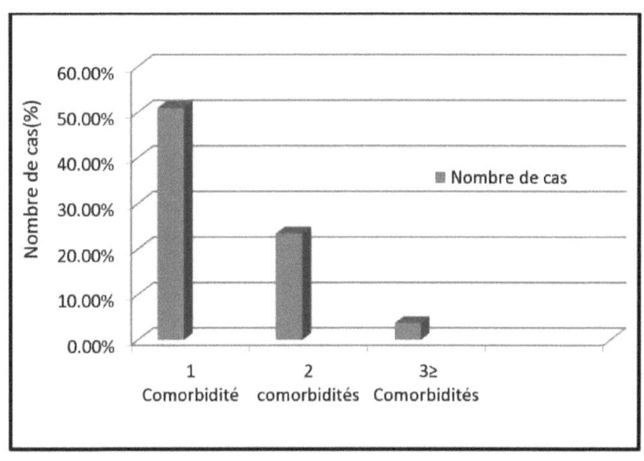

Factores de comorbilidade e estádios de gravidade (GOLD)

De acordo com os resultados do nosso estudo, a frequência de comorbilidades nos doentes com DPOC aumenta com a gravidade da doença, sendo mais frequente nos estádios III e IV, com taxas de 70,3% e 80%, respetivamente (fig. 9).

Figura 9: Distribuição das co-morbilidades de acordo com o estádio de gravidade (GOLD)

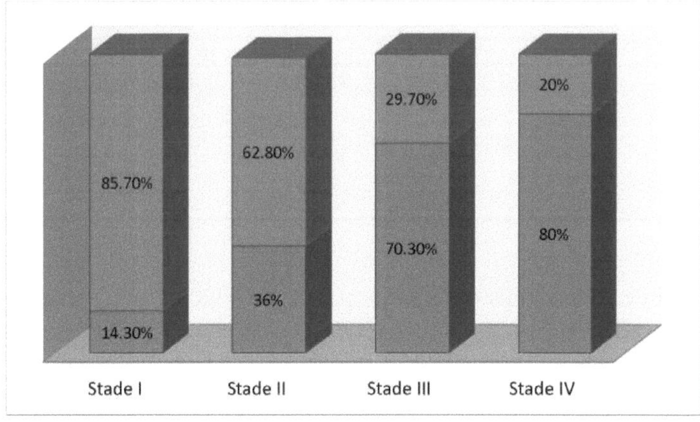

De acordo com o teste de Pearson, existe uma correlação significativa entre a frequência de comorbilidades e a gravidade da DPOC (DS ,P :0,001).

Quanto mais avançado o estádio da doença, mais frequentes são as comorbilidades nos doentes com DPOC.

Qualidade de vida e factores de co-morbilidade

De acordo com a tabulação cruzada entre a pontuação do CAT e a presença ou ausência de patologias associadas, observou-se uma pontuação mais elevada em metade dos doentes com DPOC com co-morbilidades e uma pontuação mais baixa em 31,5% dos doentes com DPOC sem co-morbilidades.

Estes resultados mostram que a qualidade de vida, avaliada pela pontuação CAT, é pior nos doentes com DPOC com comorbilidades do que naqueles sem manifestações sistémicas (fig. 10).

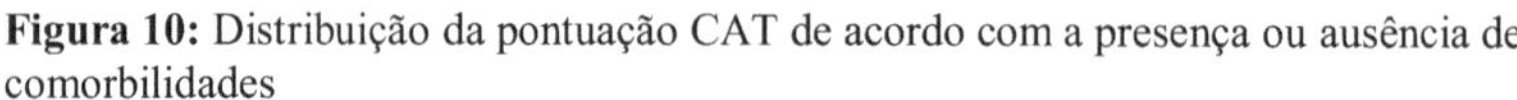

Figura 10: Distribuição da pontuação CAT de acordo com a presença ou ausência de comorbilidades

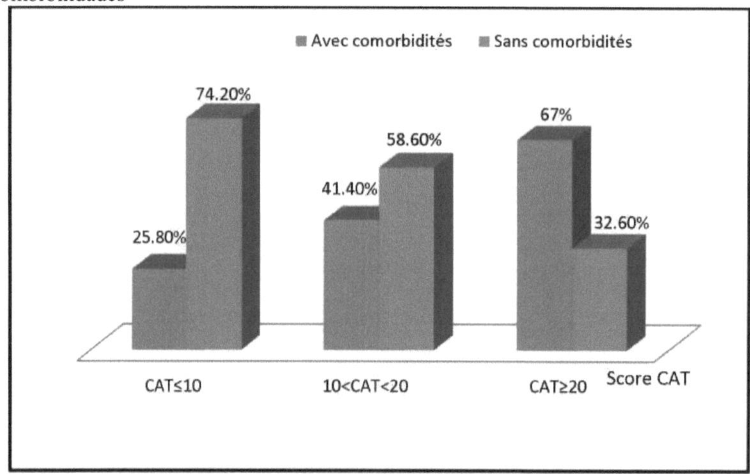

Verificou-se uma relação altamente significativa entre a pontuação CAT e a presença de co-morbilidades nos doentes com DPOC (P: 000). A presença de co-morbilidades nos doentes com DPOC contribui para uma deterioração da sua qualidade de vida

Pontuação CAT de acordo com a frequência das comorbilidades

Queríamos saber o impacto da frequência das co-morbilidades na qualidade de vida dos doentes com DPOC, pelo que dividimos os doentes com DPOC em 3 grupos, de acordo com o número de sintomas não respiratórios presentes por doente.

A Figura 11 mostra que a pontuação do CAT aumenta à medida que o número de patologias associadas aumenta, com uma pontuação elevada para os doentes com 3 comorbilidades em 100% dos casos e uma pontuação mais baixa para aqueles com apenas uma ou duas.

A relação entre a frequência de co-morbilidades e a qualidade de vida foi altamente correlacionada ($p<0,05$), o que significa que quanto mais os doentes com DPOC sofrem de várias doenças, mais a sua qualidade de vida é afetada.

Figura 11: Pontuação CAT por número de comorbilidades

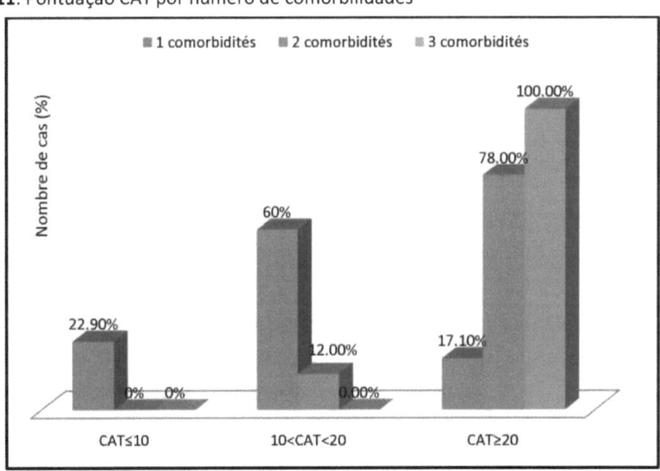

Debate

A frequência das exacerbações varia de acordo com a definição utilizada, com uma incidência duas vezes superior se for utilizada a definição baseada nos sintomas em vez da definição operacional baseada na utilização de corticosteróides e/ou antibióticos sistémicos. São frequentes, dispendiosas e fonte de morbilidade e mortalidade. Além disso, têm sido associadas a um declínio mais rápido da função pulmonar e da qualidade de vida, e mesmo a um excesso de mortalidade a longo prazo. As principais causas de exacerbações são as infecções traqueobrônquicas, que são mais virais do que bacterianas, o que explica a frequência das exacerbações durante o pico das epidemias virais entre novembro e fevereiro. No entanto, a ausência de uma causa identificável é comum num terço dos casos.

Durante o período do estudo, registaram-se 322 exacerbações com uma taxa média de 2,4±2 exacerbações por ano. Vinte e três pacientes (17%) não tiveram exacerbações durante o acompanhamento. Nossos resultados são semelhantes aos da literatura, que relata uma taxa mediana de exacerbação de 2,5-3 por ano [27,38].

As exacerbações da DPOC são eventos recorrentes que ocorrem em qualquer fase da doença, mas, de acordo com a literatura, sua freqüência e gravidade aumentam com a gravidade da doença [26,28,29]. Este facto é consistente com os nossos resultados, que demonstraram uma estreita correlação entre o estádio de gravidade e a frequência de exacerbações ($P<0,05$), com a taxa média anual de exacerbações a aumentar com a gravidade da doença, sendo a taxa média do estádio III 3,08 superior à do estádio II 2,07.

Todos estes dados são consistentes com o trabalho de Donaldson et al [26], que, após um seguimento de dois anos e meio, demonstraram que a taxa anual de exacerbações em doentes com DPOC grave era superior à dos doentes com DPOC moderada a grave, com valores de 2,7 e 3,4, respetivamente.

A associação entre a frequência das exacerbações e a gravidade da DPOC está provavelmente ligada a uma colonização bacteriana permanente favorecida pela obstrução brônquica grave, que mantém esta doença num círculo vicioso, em que cada exacerbação conduz a outra.

Uma vez que o FEV1(L) é o padrão de ouro para monitorizar a função pulmonar, todos os nossos indivíduos com DPOC foram submetidos a espirometria pelo menos uma vez por ano no estado estável.

De acordo com os nossos resultados funcionais, o declínio do VEF1 é mais acentuado nos exacerbadores freqüentes, com uma diferença de 10ml em relação aos exacerbadores menos freqüentes.29] Os mesmos resultados foram obtidos em outros estudos. 25ml versus 46ml foi encontrado em um estudo prospetivo [26] incluindo 109 pacientes com DPOC seguidos por 04 anos.

Por outro lado, um efeito menor foi obtido no estudo ECLIPSE [122], com uma queda no VEF1 de 2 ± 0,5 ml por ano.

No entanto, outros estudos não demonstraram qualquer impacto na função pulmonar, uma vez que a população estudada é essencialmente composta por estádios ligeiros a moderados, nos quais as exacerbações são menos frequentes. [123]

Do ponto de vista fisiopatológico, uma exacerbação é um agravamento da inflamação preexistente das vias aéreas que está na origem do broncospasmo. Estes processos inflamatórios, que se repetem ao longo do tempo, agravam o broncospasmo e aceleram a diminuição do FEV1.

Parker et al [35] demonstraram que o aumento da distensão predominou na avaliação de 20 pacientes com DPOC após uma exacerbação moderada. No nosso trabalho, as medidas de distensão torácica não foram exploradas.

O questionário CAT foi traduzido para o árabe dialetal para garantir a sua fácil compreensão pelos doentes, que deram o seu acordo prévio para participar no questionário. Para os indivíduos com um baixo nível de escolaridade, o questionário foi preenchido pelo médico em colaboração com o doente.

Dado que a nossa população é maioritariamente composta por doentes com DPOC moderada a grave, a pontuação média do CAT é elevada (16,42), e parece que a qualidade de vida dos nossos doentes já está comprometida numa fase moderada da doença. Os nossos resultados são semelhantes aos de um estudo que utilizou o mesmo instrumento de avaliação da qualidade de vida em 400 indivíduos com DPOC de todos os estádios [124].

O presente estudo demonstrou uma correlação muito estreita entre a frequência das exacerbações e a qualidade de vida (r: 0,46, p<0,01), sendo que a persistência muito prolongada da dispneia e da tosse reduz significativamente a atividade diária e prejudica a qualidade do sono. Os sintomas de exacerbação regridem muito lentamente, mesmo semanas a um mês após o episódio. As consequências são ainda mais graves no caso de exacerbações recorrentes, em que os resultados da qualidade de vida não melhoram rapidamente, como Spencer et al[125] demonstraram num estudo prospetivo de 6 meses que os resultados da qualidade de vida avaliados pelo questionário Saint Georges melhoraram apenas gradualmente ao longo de 6 meses.Da mesma forma, quando ocorria outra exacerbação, estas pontuações corrigiam-se muito lentamente, resultando que, aos 6 meses, estes doentes ainda não tinham regressado aos valores de base, ao contrário dos doentes que tinham tido apenas uma exacerbação.

Durante um período de seguimento de 3 anos, identificámos 63 casos de comorbilidades (46%5), algumas das quais foram descobertas durante as exacerbações e outras durante os exames anuais de rotina. As manifestações não respiratórias mais frequentes foram os factores cardiovasculares (41%) (hipertensão arterial, angina, ACFA).

A prevalência de co-morbilidades é muito elevada, entre 63-85% [6], e todos os estudos na literatura mostram que os doentes com DPOC têm um risco elevado de doenças cardiovasculares, sendo as mais comuns a hipertensão, a insuficiência cardíaca, a doença coronária e os acidentes vasculares [66,81], que estão entre as principais causas de morte nos doentes com DPOC.

O presente estudo mostrou uma relação significativa entre os estágios de gravidade da doença e a freqüência de comorbidades (P<0,05); esta última aumentou com a gravidade da obstrução brônquica. Nossos resultados são consistentes com os encontrados pela equipe de Rw.Dalnegro [126].

De forma a evidenciar o impacto das co-morbilidades na qualidade de vida dos doentes com DPOC, foi avaliado o CAT score, que foi mais elevado nos indivíduos com manifestações extrapulmonares. Existe uma correlação muito significativa entre a qualidade de vida e as co-morbilidades. Parece haver um efeito aditivo na qualidade de vida na presença de várias patologias associadas à DPOC.

Conclusão

As exacerbações têm um impacto importante na evolução da doença: aceleram o declínio da função pulmonar e contribuem para uma deterioração da qualidade de vida.
A prevenção das exacerbações é um objetivo importante no tratamento da DPOC e espera-se que tenha um efeito benéfico na história natural da doença. É necessário reduzir a frequência e a gravidade destes episódios através da cessação do tabagismo e da vacinação contra a gripe e o pneumococo.
Por outro lado, como é tradicionalmente aceite, a DPOC é acompanhada de manifestações extra-respiratórias, com as patologias cardiovasculares a dominarem e a determinarem o prognóstico vital dos doentes com DPOC. A procura sistemática de patologias associadas é necessária na nossa prática diária de gestão de doentes com DPOC.

Trata-se de uma doença incapacitante, marcada por uma deterioração profunda da qualidade de vida quotidiana em todas as fases de gravidade, com vários componentes: dispneia, fadiga, ansiedade, depressão e perturbações cognitivas. É um facto que justifica uma abordagem paliativa para os idosos com DPOC, tal como para os doentes com cancro.

Referências

1- N.Roche,G.Huchon.Epidemiologia da broncopneumopatia crónica obstructive.Rev Prat(13)2004,1408-1413.

2- A. Lopez, C. C. Murray. 1998. The global burden of disease, 1990-2020. *Nat.Med.* 4:1241-1243.

3- C.Fuhrman ,MC. Delmas . Epidemiologia descritiva da doença pulmonar obstrutiva crónica (DPOC) em França. Jornal de Doenças Respiratórias

4 -T Similowski et al. Press Med 2003

5- R.Kessler ,E.Weitznblum.BPCO :Les premiers symptômes à l'insuffisance respiratoire chronique.Rev Prat2004 ;13 ;1414-1417

6- G.Fumagalli,F.Fabiani,S.Fortet al.INDACO Projet.COPD and link between comorbidities,lung function and inhalation therapy Multidisciplinary Respiratory Med 2015,19;4

7- AG. Wheaton,ES.Ford,TJ.Cunningham,JB.Croft .COPD,hospital visits and comorbidities national survey of residential care facilities 2010.J Aging Health 2015,27:480-99

8- E.Marchand,G.Maury.Avaliação do CAT de avaliação da DPOC em doentes com DPOC.Rev Mal Respir 2012(29) ;391-397

9- T.Perez,P.Serrier,C.Prisk, A.Mahdad.BPCO et qualité de vie.Rev Mal Respir 2013(30),22-32

10- American Thoracic Society / European Respiratory Society Task Force.Standards for the Diagnosis and Management of Patients with COPD [Internet] Versão 1.2. American Thoracic Society. Am J Respir Crit Care Med 1995 ;152 :s77-s21.

1 1. R A.Pauwels,A. S. Buist, P. M. Calverley, C. R. Jenkins, S. S. Hurd, e Comité Científico GOLD. 2001. Global Strategy for the Diagnosis, Management, and Prevention of Chronic Obstructive Pulmonary Disease (Estratégia Global para o Diagnóstico, Gestão e Prevenção da Doença Pulmonar Obstrutiva Crónica). Resumo do Workshop da Iniciativa Global do NHLBI/OMS para a Doença Pulmonar Obstrutiva Crónica (GOLD). *Am.J.Respir.Crit.Care Med.* 163:1256-1276.

12- KF.Rabe,S.Hurd, A Anzueto et al.Estratégia global para o diagnóstico, gestão e prevenção da DPOC.GOLD excutive summary Am J Respir Crit Care Med 2007,176 ;532-55

13- Iniciativa global para a doença pulmonar obstrutiva crónica. Iniciativa global para a DPOC: uma estratégia global para o diagnóstico, gestão e prevenção da DPOC 2016.

14- Definição, classificação e factores de prognóstico. Rev Mal

Respir(2010),27,S11-S18.

15- PR.Burgel,P.Nesme-Meyer,P.Chanez,D.Caillaud,P.Carre,T.Perez et al.A tosse e a produção de expetoração estão associadas a exacerbações frequentes e a hospitalizações em indivíduos com DPOC.Chest 2009,135 :975-82.

16- J.Vestbo,P.Lange.Pode o estágio 0 do GOLD fornecer informações de valor prognóstico na DPOC? Am J Respir Crit Care Med 2002 ;166 :329-32.

17- M.Fournier.Emphysema.Rev Prat (13)2004 ;1419-1423.

18- L.Joos, PD.Paré, AJ. Factores de risco genéticos da DPOC. Swiss Med Wkly 2002:132:27-37

19- A.Cuvelier,D.Benhamou,b. Lamia ,JF.Muir.Exacerbações da DPOC EMC

20- TA. Seemungal, GC.Donaldson, A.Bhowmik Et al.Duração e recuperação de exacerbações em doentes com DPOC.Am J Respir Crit Care Med 2000 ;161 :1608-13

21- C.Fletcher,R. Peto: A história natural da obstrução crónica ao fluxo de ar. *BMJ* 1977; 1: 1645-8.

22- CG.Donaldson,TA. Seemungal, A.Bhowmik et al.Relação entre
Frequência de exacerbações e declínio da função pulmonar na DPOC. Thorax 2002,57 ;847-52

23- RE.Kanner,NR.Anthonisen,JE.Connett et al.As doenças respiratórias inferiores promovem o declínio do FEV(1) em fumadores actuais, mas não em ex-fumadores com DPOC ligeira; resultados do estudo de saúde pulmonar.Am J Respir Crit Care Med 2001 ;164 :358-64.

24- R.Rodriguez-Roisin Toward a consensus definition for COPDexacerbations Chest 2000,117 ;3985-4015.

25- PW.Jones ,WH.Chen, et al.Caracterização e quantificação das características sintomáticas das exacerbações da DPOC.Chest 2011 ;139 :1388-94

26- GC.Donaldson, JA. Wedzicha. Exacerbações da DPOC: Epidemiologia. Thorax 2006;61:164-8

27- E.Sapey, RA. Stockley. Exacerbações da DPOC2 : A etiologia. Thorax 2006;61:250-8.

28- R.Kessler,A.Chaouat,AS.Bugnet,M.Canuet,E.Weitzenblum Exacerbações.
Avaliação inicial. In: Huchon G, Roche N, editores.Bronco-pneumopatias crónicas obstrutivas. Paris: Margaux Orange; 2003p. 669-81

29- PW.JOnes,LR. Willits ,PS.Burge ,PM. Calverley, em nome dos investigadores do estudo inhaled steroids in ob-structive lung disease in Europe. A gravidade da doença e o efeito do propionato de fluticasona nas exacerbações da doença pulmonar obstrutiva crónica. Eur RespirJ2003;21:68-73.

30- Programme d'actions en faveur de la broncho-pneumopathie chronique obstruc-tive (BPCO), 2005- 2010,(Connaitre,prévenie et mieux prendre en charge la BPCO)15novembre 200

31- T.Similowski,N.Roche. Gestão prática de pacientes com DPOC. DPOC: definição e impacto. Paris: JohnLibbey Eurotext; 2006.

32- DE.Hilleman,N.Dewan et al.Avaliação farmacoeconómica da DPOC Chest 2000118 ;1278-85

33- F.Anderson,S.Borg et al.The costs of exacerbations in COPDRespir Med 2002 ;96 ;700-8

34- J.Haughney,MR.Partridge et al.Exacerbações da DPOC: quantificar a perspetiva dos doentes utilizando modelos de escolha discreta.Eur Respir J 2005 ;26 :623-9

3 5-CM.Parker,N. Voduc, SD. Aaron et al.Alterações fisiológicas durante a recuperação dos sintomas de exacerbações moderadas da DPOC.Eur Respir J 2005 ;26 :420-8

36- NJ.Stevenson,PP.Walker,RW.Costello et al.Mecânica pulmonar e dispneia durante as exacerbações da DPOC.Am J Respir Crit Care Med 2005 ;172 ;1510-

37- MK.Johnson,M.Birch,R.Carter et al.Medição da recuperação fisiológica das exacerbações da DPOC utilizando a oscilometria forçada dentro da respiração.Thorax 2007,62 ;299- 32.

38- Sociedade de Pneumologia da Língua Francesa. Recomendações para o tratamento da doença pulmonar obstrutiva. Rev Mal Respir. 2003;20:294-329.

39- CG.Cote,LJ.Dordelly,BR.Celli .Impacto das exacerbações da DPOC nos resultados centrados nos doentes.Chest 2007 :131 :696-704.

40- CG.Cote,VM.Pinto-Plata,JM.Marin.O índice BODE modificado: validação com a mortalidade na DPOC.Eur Respir J 2008 ;32 :1269-74

41- N.Roche,B.Aguilaniu,PR.Burgel et al.Prevenção das exacerbações da DPOC:uma questão fundamental.Rev Mal Respir 2012,29 ;756-774.

42- JR.Feary,LC.Rodrigues,CJ. Smith et al.Prevalência das principais comorbilidades em indivíduos com DPOC e incidência de enfarte do miocárdio e acidente vascular cerebral; uma análise abrangente utilizando dados dos cuidados primários .Thorax 2010 ;65 :956-62

43- GC.Donaldson, JR.Hurst, CJ. Smith et al .Aumento do risco de enfarte do miocárdio e acidente vascular cerebral após exacerbação da DPOC.Chest 2010 ;137 :1091-7

44- CR.Meier ,SS.Jick,LE.Derby et al.Infecções respiratórias agudas e risco de enfarte agudo do miocárdio pela primeira vez.Lancet 1998 ;351 :1467-71

45- TC.Clayton,M.Thompson,W.Meade.Recent respiratory infection and risk of cardiovascular disease :case control study through a general practice database.Eur Heart J 2008,29 ;96-103.

46- L.HuiartL,P.Ernest,X.Ranouil et al.O uso de corticosteróides orais e o risco de enfarte agudo do miocárdio na DPOC.Can Respir J 2006 ;13 ;134-8

47- NM.Hawkins,D.Wang,MC. Petrie et al.Investigadores CHARM e Características de base e resultados de doentes com insuficiência cardíaca a receber broncodilatadores no programa CHARM.Eur JHeart Fail 2010,12 :557- 65.

48- S.Salpeter,TM.Ormiston,E.Salpeter et al.Betablokers cardiosselectivos para DPOC.Cochrane Database sust Rev 20054 :CD003566.

49- CL.Chang,SC.Robinson, GD.Mills et al.Marcadores bioquímicos de disfunção cardíaca predizem mortalidade em exacerbações agudas de DPOC.Thorax 2011 ;66 ;764-8.

50- J.Bourbeau,G.Ford,H.Zackon et al.Impacto do estado de saúde dos doentes após identificação precoce de exacerbações de DPOC.Eur Respir J 2007 ;30 ;907-13

51- S.Spencer,PM.Calverly,PS.Burger et al.Impacto da prevenção das exacerbações na deterioração do estado de saúde na DPOC Eur Respir J2004,23 :698-702

52- S.De Miranda,F.Pochard,M. Chaize et al.Carga psicológica pós unidade de cuidados intensivos em pacientes com DPOC e cuidadores informais ;um estudo multicêntrico.Crit Care Med 2011 ;39 :112-8

53- A.Rabbat ,A.Guetta et al.Gestão das exacerbações agudas da DPOC.Rev Mal Respir 2010 ;10 :939-59

54- DM.Manninno,DE.Doherty, S.Buist A. Classificação GOLD (Global Initiative onobstructive Lung Disease) da doença pulmonar e mortalidade; resultados do estudo ARIC (atherosclerosis risk in communities).Respir Med 2006 ;100 :115-22

55- M.Hoogendoom,RT.Hoogendoom et al.Case fatality of COPD exacerbations, a meta-analysis and statitiscal modelling approach.Eur Respir J 2011 ;37 ;508-15

56- National Collaborating Centre for Chronic Conditions Doença pulmonar obstrutiva crónica. National clinical guideline on management of chronic obstructive pulmonary disease in adults in primary and secondary care *Thorax* 2004; 59: 1232206

57- AR.Falsey,PA.Hennessey et al.Infeção respiratória por vírus sincicial em idosos e adultos de alto risco.N Engl J Med 2005 ;352 :1749-59.

58- C.Beadling,MK.Slifka et al.Como é que as infecções virais predispõem os doentes para infecções bacterianas? Curr Opin Infec Dis 2004 ;17 :185-91

59- LM.Fabbri,KF.Rabe.From COPD to chronic systemic imflammatory syndrome Lancet 2007;370:797-9.

60- M.Charlson,RE.Charlson,W.Briggs,J.Hollenberg:Pode a gestão da doença visar os doentes com maior probabilidade de gerar custos elevados? o impacto da comorbilidade. J. Gen Interm Med 2007;22:464-9.

61- PR.Burgel.Papel das co-morbilidades na evolução da DPOC.Rev Mal Respir 2008,25;11-15

62- DD.Sin,L.Wu,SF.Man;The realation ship between reduced lung faction and cardiovascular mortality;a population-based study and a systemic review of the literature.Chest 2005;127:1952-9.

63- AG.Agusti.Efeitos sistémicos da DPOC.Proc Am.Thorax Soc 2005;2;367-706

64- Iniciativa global para o diagnóstico, gestão e prevenção da doença pulmonar obstrutiva crónica.htpp://www.goldcopd.com/Guidelineitem.asp.

65- PMA.Calverley,JA.Anderson,B.Celli,GT.Ferguson,C.Jenkins,PW.Jones,e al.Eventos cardiovasculares em pacientes com DPOC: resultados do estudo TORCH.Thorax 2010;65:719-25.

66- DM.Mannino,D.Thorn,A.Swensen,F.Holguin.Prevalência e resultados de dibetes,hipertenção e doença cardiovascular na DPOC.Eur Respir J 2008.32/962-9

67- A.Corlateanu,J.Kocks,T.Van Der Molen, V.Botnaru. Comorbilidades e estado de saúde específico da doença em doentes jovens e idosos com DPOC.Eur Respir Congress 2009(abstract E503).

68- PR.Burgel,JL.Paillasseur,D.Caillaud,I.Tillie-Leblond,P.Chanez,R.Escamilla,et al.Clinical COPD phenotypes; a novel approach using principal component and cluster analyses.Eur REespir J 2010;36:531-9

69- Di Francia M,Barbier D et al.Níveis de fator de necrose tumoral alfa e perda de peso na DPOC.Am J Respir Crit Care Med 1994;150;1453-5

70- CG.Donaldson,TA.Seemungal,IS.Patel et al. AA inflamação das vias respiratórias e sistémica e o declínio da função pulmonar em doentes com DPOC.Chest 2005;128;1995-2004.

70-DD.Sin ,R.Leung et al.Circulatting surfactant protein D as a potential lung specific boimaker of heath outcomes in COPD:a pilot study .BMC Pulm Med 2007;7:13

71- S.Bozinovski,A.Hutchinson et al.A amiloide sérica é um biomarcador de exacerbações agudas da DPOC.Am J Respir Crit Care Med 2008;177;269-78

72- G.Prevot,G.Plat ,J.Maziers.BPCO et cancer bronchique.Liens épidémiologiques et biologiques.Rev Mal Respir 2012(29);545-556.

73- A.Couillard,D.Veale,J-F.Muir.Comorbilidades na DPOC ;Um novo desafio na prática clínica.Rev Pneumol Clin 2011,67 ;143-153.

74- M. Yanai, J.Hatazawa,F. Ojima, et al.Deposição e depuração do pó de 18FDG inalado em doentes com DPOC.Eur Respir J 1998;11;1342-1348.

75- SS.Islam,D. Schotten feld.Declínio do FEV1 e tosse produtiva crónica em fumadores de cigarros.Um estudo prospetivo de 25 anos de cancro do pulmão, incidência emTecumsch Michigan.Cancer Epidemiol Biomarkers Prev 1994;3:289-298.

76- DM.Manino,SW.Aguayo,TL.Petty,SC.Redd.Low lung function and incident lung cancer in the united states data-from the first National Health and Nutrition Examination Survey follow-up.Arch Inter Med 20008,163:1475-80.

77- S.wasswa-Kintu,WQ.Gan,SF.Man,PD.Pare,DD.Sin.Relação entre a redução do volume expiratório forçado num segundo e o risco de cancro do pulmão; uma revisão sistemática e meta-análise.Thorax 2005,60;570-5.

78- DO.Wilson,JL.Weissfeld,A.Balkan,et al. associação de enfisema radiográfico e obstrução ao fluxo de ar com cancro do pulmão.AM J Respir Crit Care Med 2008;178:738- 744.

79- KG.Alberti,PZ.Zimmet.Para a consulta da OMS.Definição,diagnóstico e classificação da diabetes mellitus e das suas complicações.Parte I.Diagnóstico e classificação da diabetes mellitus.Relatório provisório da consulta da OMS.Diabet Med 1998,15:539-53

80- JS.Rana,MA.Mittleman,J.Sheik,FB.Hu,JE.Manson,GA Colditz et al .Copd,asthma and risk of type 2 diabetis in women Diabetis Care 2004,27;247-84.

81- LM.Fabbri,F.Luppi,B.Beghé,KF.Rabe.Comorbilidades crónicas complexas de DPOC.Eur Respir J 2008;31:204-12.

82- K.Marquis,F.Maltais,V.Dugua,AM.Bezean,P.LeblancJJobin et al.The metabolic syndrome in patients with COPD.J.Cardio Pulm Rhehabil 2005;25:226-32.

83- J. Spranger, A.Kroke,M.Mohlig,K.Hoffman,MM.Bergmann.M.Risto et al.Results of the prospective population based Europeen Prospective investigation into cancer and Nutrition(EPIC) Protsdam study.Diabetis 2003;52:812-7.

84- H.Watz,B. Waschki, A.Kirsten,KC.Muller, G.Kretschman,T.Meyer et al.A síndrome metabólica em pacientes com C OPD. Frequência e consequências associadas à inflamação sistémica e à inatividade física.Chest 2009;136:1039-46.

8 5ES.Ford,MB.Schulz,T.Pischom,MM.Bergmann,HG.Joost,H.Bocing.Metabolic

syndrome and risk of incident diabetis: Finding from the European into Cancer and Nutrition-Postsdam study.Cardiovascular diabetol 2008;12-35

86- A.Chambellan,E.Chailleux,T. Similowski.Valor prognóstico do hematócrito na insuficiência respiratória crónica. Uma análise de 20 anos do observatório ANTADIR.Eur Respir Congress 20006A494.

87- C.Cote,MD.Zibliberbrg,SH.Mody,et al.O nível de hemoglobina e o seu impacto clínico numa coorte de doentes com DPOC.Eur Respir J 2007;29:923-929.

88- M.John,S.Hoernig,W.Doehmer,et al.Anemia e inflamação no COPDChest 2005;127:825-829

89- A.Chabellan,E.Chailleux,T.Similowski.Valor prognóstico do hematócrito em doentes com DPOC grave submetidos a oxigenoterapia prolongada .Chest 2005:128:1201-1208.

9 0DM.Mannino,AF.Shorr,JJDoyle,LS.Stem,LR.Mdoigitser,M.Stergartel,MD Zibiberbeg.Prevalência de anemia em indivíduos com DPOC.Prosc Am Thorac Soc 2006;3:A615.

91- T.Similowski, A.Agust, W MacNce, et al. Impacto potencial da anemia na DPOC. EUR Respir J 2006.27:390-396.

92- L.Graat-Verboon,EF Wouters,FW Smeenk,BE.Vandenborn,R.Lunde,MA ?Spruit.Estado atual da pesquisa sobre osteoporose na DPOC Uma revisão sistemática.Eur Respir J 2009.34/209-18.

93- A.Vrieze,MH.Degreef,PJ.Wijkstra,JB.Wempe.Baixa densidade óssea em pacientes com DPOC relacionada com pior função pulmonar, baixo peso e diminuição da massa livre de gordura.aOsteoporosis Int 2007,18:1197-202.

94- G. Thabut, G.Dauriat,JB Stern,D.Logeart,A.Levy,R.Marrash-Chahla ,et al Pulmonary hemodynamics in advanced COPD candidates for lung volume reduction in surdery or lung transplantation Chest 2009;127:1531-6.

9 5R. Thurnheer,J.Muntwyler,U.Stammberger,KE.Bloch, A.Zollinger,W. Wederel ,et alDoença arterial coronariana em pacientes submetidos à cirurgia de redução do volume pulmonar por enfisema Chest 1997;112:122-8.

96- DD.Sin,JP.Man SF.Man.The risk of osteoporosis in Caucasian men and females with COPD.AmJ Med 2003;114:10-4.

97- T.Ohara,T.Hirai,S.Muro,et al .Relação entre enfisema pulmonar e osteoporose avaliada por TC em pacientes com DPOC.Chest 2008;134:1244-9.

98- A.Lehouck,H.Van Remoortel,T.Troosters,M.Decramer,W. Janssens.COPD e metabolismo ósseo. uma abordagem clínica. Rev Mal Respir 2010;27:1231-1242.

99- JD. Corter, S.Patel,FL. Sultan,Z J Thompson,H.Margaux, A. Sterret, et al.The reconhecimento e tratamento de fracturas vertebrais em homens com DPOC.Respir Med 2008 ;102 :1165-72.

1 00- P.Haeritjens,J.Magiaziner,C.S.ColonEmeric,D.Vandersehueren,K.Milisen,B.Velkenin s,et al.Meta-analysis;excess mortality after hip fracture among older women and men.Ann Intern Med 2010;152:380-90.

100- A.Couillard,C.Préfaut.Da disfunção muscular à miopatia na DPOC:contribuição potencial do stress oxidativo.Eur Respir J2005;26:703.

101- I. Serres, V.Gautier,A.Varray,C. Préfaut. Resistência muscular esquelética prejudicada relacionada com inatividade física e função pulmonar alterada em doentes com DPOC.Chest 1998 ;113-900.

102- K.Marquis,J.Jobin,F.Maltais,et al.A área de secção transversal do músculo do meio da coxa é um melhor preditor de mortalidade do que o índice de massa corporal em doentes com DPOC.Am J Resir Crit Care Med 2002;166:809.

103- JP.Laabon.Nutrição e DPOC.EMC pneumologia

104- R.Hallin,LI.Koivisto-hurti,E.Lindberg, et al.Estado nutricional, ingestão de energia na dieta e o risco de exacerbações em pacientes com DPOC.Respir Med 2006,100(3),561-567.

105- R.Hallin,G.Gudmundsson,C.Usuppli et al.Estado nutricional e mortalidade a longo prazo em doentes hospitalizados com DPOC.Respir.Med 2007;101(9):1954-1960.

106- EM.Pouw,GP.Tenvelde,BH.Croonem et al.A readmissão precoce não electiva por DPOC está associada à perda de peso.Clin Nutr 2000;19:95-9.

107- E.Chailleux,JP.Laban,D.Veale.Valor prognóstico da depleção nutricional em doentes com DPOC tratados com oxigenoterapia de longa duração;dados do observatório ANTADIR.Chest 2003;123:1460-6

108- JM.Cano,H.Roth,I.Court-Fortune et al.Clinical research Group of societé francophone de nutrition enterale et parenterale.Nutritional depletion in patients with long term oxygene therapy an/or home mechanical ventilation.Eur Respir J 2002;20:30-3.

109- R. Thibault,E.Legallic,M.Picard-Kossovsky,D.Darman et al. Avaliação do estado nutricional e da composição corporal em pacientes com DPOC.Comparação de vários métodos.Rev Mal Respir 2010;27(7):693-702.

110- G.Ninot.Ansiedade e depressão associadas à DPOC; uma revisão.Rev Mal Respir 2010(6):739-748.

111- J.Maurer,V.Rebba pragada, S. Bordon et al. Ansiedade e depressão na

DPOC:Compreensão atual, perguntas sem resposta e necessidades de investigação.Chest 2008,134:43s-56s.

112- KM.Hynninem,MH.Breitve,AB.Wiborg,et al.Características psicológicas de pacientes com DPOC.Uma revisão J.Psychosom Res 2005,59:429-443.

113- CG.Ferguson,M. Stanley,, J. Souchek et al.The utility of somatic symptoms as indicators of depression and anxiety in military veterans with COPD.Depress Anxiety 2006,23:42-49.

114- D.De Ridder,R.Geenen,R.Kujer et al.Ajustamento psicológico à doença crónica.Lancet 2008,372:246-255.

115- TM.Eagan,T.Ueland,PD.Wagner et al.Marcadores inflamatórios sistémicos na DPOC.Resultados do Bergen COPD.Cohort Study .Eur Respir J 2010,35:540-548.

116- K.Hill,R.Gerst,RS.Goldstein et al.Ansiedade e depressão na fase final da DPOC.Eur Respir J 2008;31:667-677.

117- E.Breslin,C.Van der Schans,S.breukink et al.Perceção da fadiga e qualidade de vida em doentes com DPOC.Chest 1998;114:958-964.

118- P.Almagro,B.Barreira,A?Ochoa de Echagrein.Factores de risco para readmissão hospitalar em doentes com DPOC.Respiration 2006,73:311-317.

119- W.X,J.Collet,S.Shapiro et al.India.pendant effect of depression and anxiety on COPD exacerbations and hospital.AM J Respir Crit Care Med 2008,178:913-920.

120- I.Bjellanda,A.Dahlb,T.TangenHangc et al.The validity of the hospital anxiety and depression scale.An updated literature Review J Psychosom Res 2002;52:69-77

121- J.Vestbo,LD.Edwards,PD.Scanlon et al.Alterações no volume expiratório forçado em 1 segundo ao longo do tempo na DPOC.N Engl J Med 2011,365(13),1184-1192.

122- M.Nishimura,H.Makita,K.Nagai et al .Alteração anual da função pulmonar e do fenótipo clínico na DPOC.Am J Respir Crit Care Med 2012(185(1);44-52.

123- JP.De Torres,C.Casanova,C.Hernandez et al.Diferenças associadas ao género nos determinantes da qualidade de vida em doentes com DPOC.Um estudo de série de casos health qual Life Outcomes 2006,4;72

124- Oussedik.F et al.O impacto das exacerbações na função respiratória.Rev Mal Respir jan 2016(33).183-184

125- Dal Negro RW, Bonadiman L, Turco P. Prevalência de diferentes comorbidades em pacientes com DPOC por sexo e estágio GOLD. *Multidiscip Respir Med.* 2015 Aug 5;10(1):24.

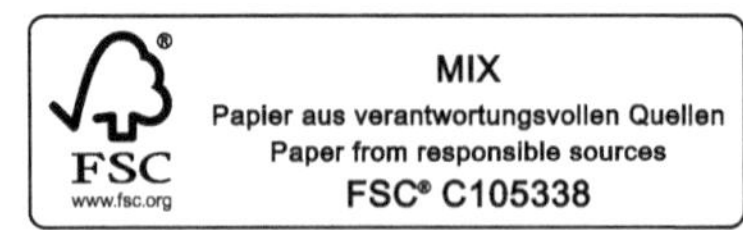

Printed by Books on Demand GmbH, Norderstedt / Germany